Le côlon incorrigible

corrigé par l'irrigation

médicamenteuse

Écrit par : Oscar. Botto Schellberg

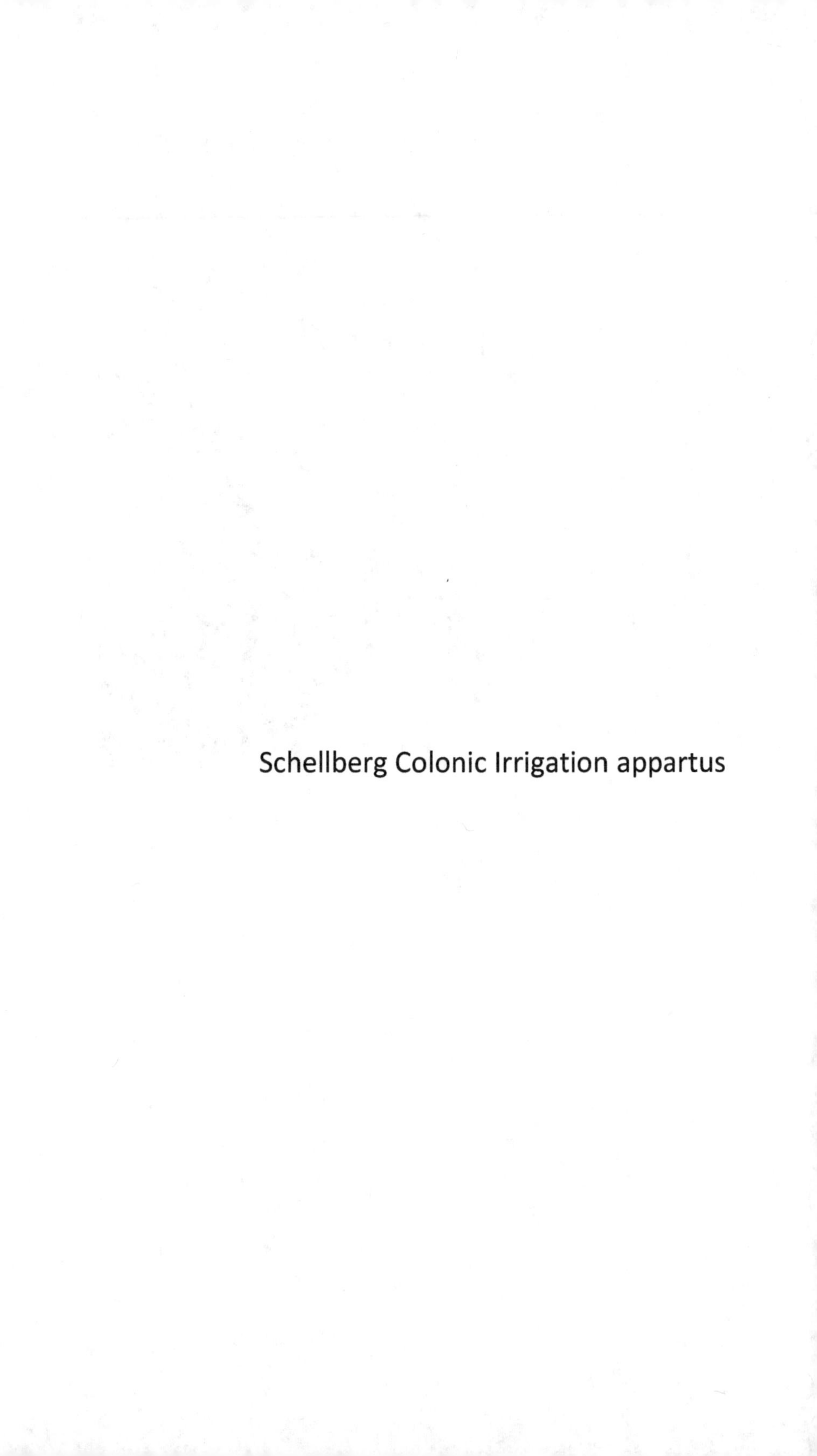

Schellberg Colonic Irrigation appartus

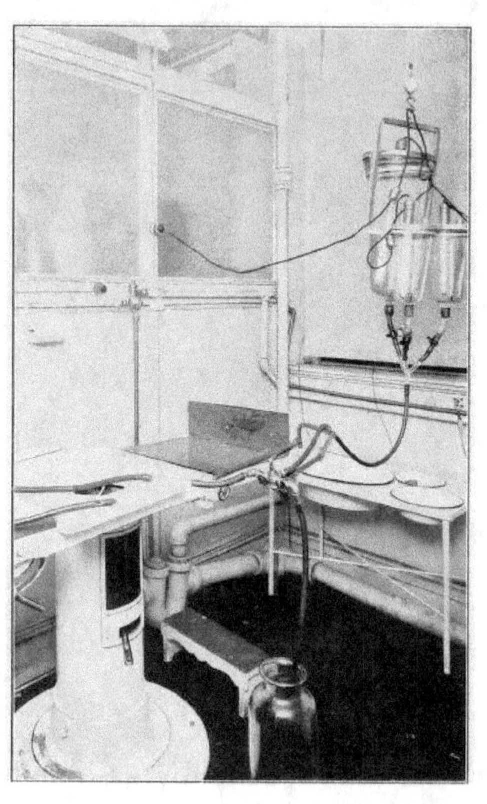

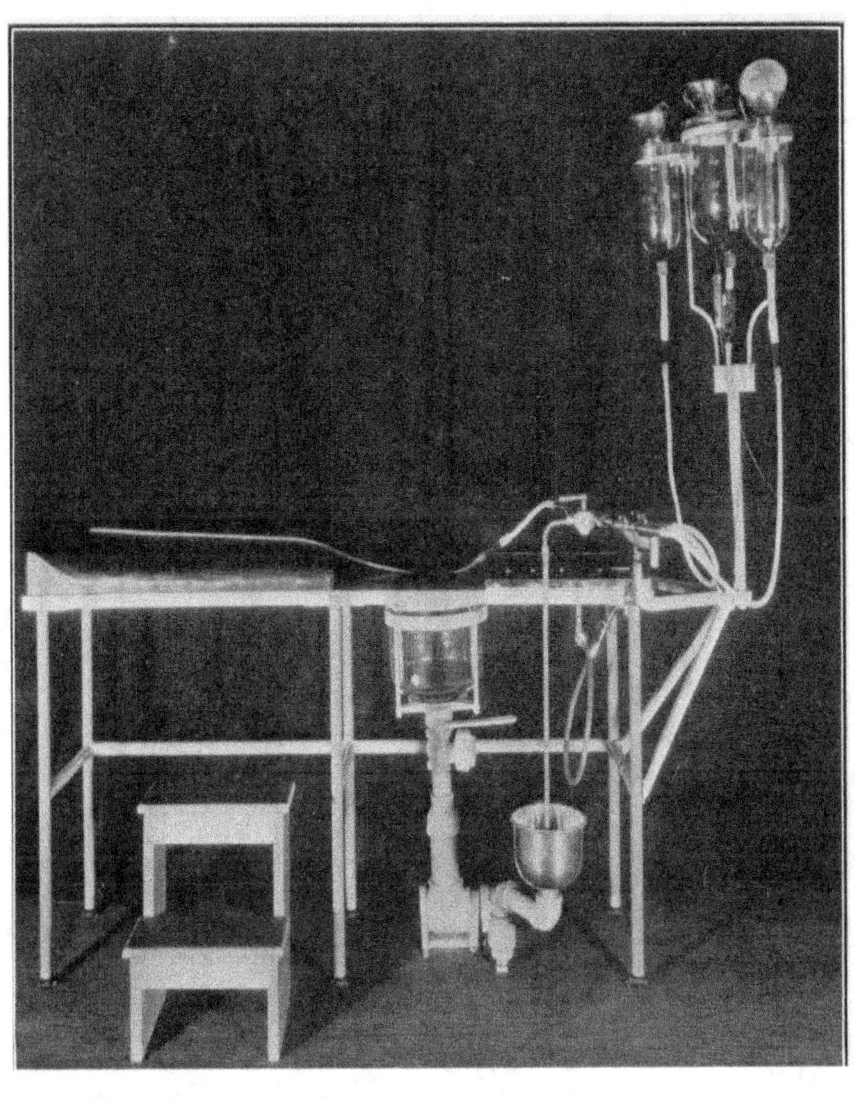

À la naissance, le méconium ou contenu intestinal du fœtus est pratiquement stérile. Ce n'est qu'au bout d'une journée que les bactéries commencent à apparaître dans le canal alimentaire du nourrisson. Les conditions qui entourent le nouveau-né ont une grande influence sur le nombre et la variété des organismes qui, à partir de ce moment, accèdent au tube digestif par la bouche ou l'anus. Si le temps est chaud ou si l'environnement du nourrisson est insalubre, la croissance sera évidemment plus luxuriante que lorsque des conditions opposées prévalent. Lorsque la lactation est établie et que le contenu intestinal du nouveau-né est imprégné de lait, le nombre de bactéries dans le canal digestif augmente

rapidement. Vers le troisième jour après la naissance, le

bacillus bifidus - un anaérobie obligatoire, à caractère

fermentaire - peut être détecté.

Ce bacille agit sur le lactose et d'autres sucres, formant de

l'acide en quantités considérables, mais ne donne pas lieu

à des gaz. Le bacille coli se trouve très tôt au niveau de la

valvule iléo-cæcale et dans le cæcum, ainsi que dans le

côlon. On remarque que les intestins des nourrissons

nourris artificiellement produisent une flore beaucoup

plus variée que ceux qui sont nourris par la méthode

naturelle. Lorsque l'individu atteint la maturité, la flore

bactérienne du gros intestin est constituée en grande

partie de bacilles aérobies liquéfiants, sporulés ou non, et

d'un nombre limité de bactéries anaérobies. La présence

de ces organismes est, bien sûr, parfaitement normale lorsqu'ils restent à leur place, mais il est important de réaliser - pour reprendre l'expression de Kendall - que "les organismes intestinaux normaux sont des "opportunistes", potentiellement capables de devenir invasifs chaque fois que les barrières qui suffisent ordinairement à limiter leur développement à la lumière du canal alimentaire sont altérées, ce qui donne lieu à des infections endogènes". Il ne faut pas oublier non plus que l'intestin est constamment envahi par des organismes étrangers provenant du monde extérieur, et que c'est leur présence qui induit des changements dans les bactéries intestinales normales et modifie leurs activités. "Des organismes intestinaux normaux, ou des types indiscernables par les méthodes d'étude ordinaires, peuvent se multiplier avec une luxuriance anormale dans des conditions inhabituelles, étendre leur habitat et évincer un organisme existant, conduisant finalement à des activités anormales dans le canal alimentaire qui peuvent être préjudiciables à l'hôte". Nous voyons donc que, de l'enfance à la vieillesse, l'intestin est un champ de bataille où se déroule une lutte incessante entre la population indigène et l'envahisseur étranger. De plus, il est évident que l'état de la flore intestinale est l'un des facteurs les plus importants qui influencent la santé, et même qui déterminent la durée de la vie. Il y a plus d'un quart de siècle, Jacobi a observé que les intestins possèdent non seulement la force de propulsion que nous appelons péristaltisme, mais aussi un mouvement inverse ou anti-péristaltisme, une impulsion qui se produit à intervalles réguliers chaque fois que le cæcum contient un liquide. Cannon a par la suite fait une étude spéciale de ce péristaltisme inverse tel qu'il se produit chez les chats et, plus récemment, des observations radiographiques approfondies ont été faites par Case sur des sujets humains. Ces mouvements rythmiques inversés sont interrompus à intervalles réguliers par un péristaltisme descendant, mais c'est l'action de la valve iléo-cæcale qui, à elle seule, empêche le contenu du cæcum d'être refoulé dans l'intestin grêle à chaque fois que le péristaltisme inversé se produit. Cependant, dans les intervalles entre les vagues de péristaltisme inverse, la valve se détend et une partie du contenu intestinal peut passer dans le cæcum. Cette action semble jouer un rôle déterminant dans le brassage de la matière liquide et sa répartition sur la surface du cæcum et du côlon ascendant, favorisant ainsi l'absorption des liquides et la mise en forme et le séchage des résidus intestinaux qui sont acheminés vers le gui. Outre le péristaltisme descendant et inverse, l'acide carbonique et les autres gaz générés dans le tube digestif par l'action des ferments bactériens sur l'amidon, la cellulose et d'autres matières similaires stimulent puissamment l'activité musculaire du côlon. Dans un cæcum normal, ces gaz produisent une distension et une contraction constantes de l'organe, qui se poursuivent sur toute la longueur du côlon. Dans son état normal, le côlon est caractérisé sur toute sa longueur par de légères dépressions ou poches dans lesquelles la masse du contenu intestinal est pressée par l'action péristaltique et la force des gaz présents dans l'intestin, de sorte que le liquide est constamment absorbé et que sa consistance change continuellement au fur et à mesure qu'il progresse dans le côlon. La compréhension de ces faits permet de comprendre pourquoi le maintien d'un bon drainage de l'ensemble du tube digestif est si essentiel à la santé et au bon fonctionnement du métabolisme. Compte tenu de la présence constante de bactéries fermentaires et putréfactives, de l'action du péristaltisme et de la structure du tube colique, tout ce qui interfère, même à un degré infime, avec l'expulsion régulière des déchets du processus digestif est pratiquement certain d'avoir des résultats très graves. Des évacuations incomplètes et peu fréquentes de l'intestin peuvent être causées par des diverticules ou une augmentation de la taille des sacs normaux du côlon. Si ces sacs sont suffisamment profonds, les matières fécales peuvent s'y accumuler et leur évacuation peut être sérieusement retardée, voire totalement empêchée. L'accumulation d'une grande quantité de résidus dans un tel cul-de-sac peut entraîner un état d'hypersensibilité chronique, car le péristaltisme est très fortement entravé, voire obstrué, tandis que l'intestin tout entier peut être entraîné vers le bas, ce qui entraîne une entéroptose et une angulation, voire un entérospasme. Tout cela augmente les obstacles sur le chemin du courant fécal à travers la partie affectée de l'intestin. Si ces poches sont longues et étroites, leur action s'apparente à celle des adhérences bandulaires, de sorte qu'elles peuvent provoquer une obstruction par pression directe sur l'intestin, ou un degré plus ou moins élevé de strangulation. Une hernie de la muqueuse peut se former dans différentes parties de l'intestin en raison de l'abandon de la couche musculaire, ce qui diminue le pouvoir de propulsion de la paroi et favorise l'impaction jusqu'à ce qu'un bombement se produise à l'endroit affecté.

Ces saccules se trouvent le plus souvent dans les sections du côlon susceptibles de s'affaisser, comme dans le cæcum, le côlon transverse et la flexion sigmoïde (Gant). Toute augmentation de la pression à l'intérieur de l'intestin, tout affaiblissement du tonus musculaire de la paroi dans son ensemble, en fait, toutes les causes susceptibles d'affaiblir la paroi en un point donné, offrent la possibilité d'une protrusion herniaire et donnent lieu à des diverticules ou à des saccules. Si l'on considère une série de poches résultant d'une faiblesse relative de la paroi intestinale et contenant des matières fécales et éventuellement des corps étrangers, on peut assez facilement prévoir les différentes lignes de développement pathologique que ces diverticules seront susceptibles de suivre. Il y a deux aspects à prendre en compte : le facteur mécanique et l'élément bactériologique ou toxique. Toute masse fécale qui n'est pas périodiquement expulsée aura tendance à s'inspirer et à devenir un nid pour une flore bactérienne d'espèces et de virulences diverses, ce qui, combiné à la rotation mécanique des concrétions, provoquera presque inévitablement une sorte de réaction inflammatoire. On peut donc s'attendre à trouver une hyperplasie fibreuse, avec le résultat habituel des contractions du tissu nouvellement formé. Si les organismes présents sont très virulents, on peut s'attendre à une inflammation aiguë ou à une ulcération, voire à une gangrène. Dans les cas plus bénins, l'ulcération se traduit par la formation d'abcès locaux chroniques, processus dont les adhérences sont une conséquence inévitable (Lynch). Les victimes des diverticules sont souvent - en fait, généralement obèses, car chez ces patients il y a un développement excessif des appendices épiploïques et aussi de la graisse sous la

couche séreuse de l'intestin, ce qui diminue la résistance

de la paroi à toute pression supplémentaire qui pourrait

être exercée. Ces poches sont, pour la même raison,

beaucoup moins fréquentes chez les sujets jeunes (Hurst).

Selon Pfahler, les constrictions du côlon sont plus

susceptibles de se produire au niveau des flexions

hépatique, splénique et sigmoïdienne, bien qu'elles

puissent se produire n'importe où. Le carcinome est

particulièrement susceptible de se produire au niveau de

la flexion sigmoïde, du cæcum et du rectum et, lorsqu'il

est présent, il est généralement limité à une zone

relativement petite au stade initial. Les premiers

symptômes du carcinome sont souvent négligés ; le

passage d'une légère quantité de mucus sanguinolent, en

l'absence d'hémorroïdes ou de lésions rectales bénignes,

doit immédiatement éveiller les soupçons. Lorsqu'il est question de malignité, tous les efforts pour dégager l'intestin doivent être poursuivis avec la plus grande prudence et l'état exact doit être mis en évidence par des radiographies. Toute interférence avec le drainage du côlon entraînera une perturbation intestinale quelconque ; il est donc évident que le maintien d'un drainage adéquat est une question de la plus haute importance. Comme les bactéries colonisent le côlon de la même manière qu'elles le font sur des plaques de gélose, tout foyer d'infection bactérienne putréfiée peut être un facteur déterminant dans l'apparition de maladies systémiques. Certains de ces micro-organismes putréfactifs produisent un exsudat sur la paroi intestinale, formant ce que j'ai appelé des adhérences intestinales. La matrice de ces adhérences est constituée de fibrine, de mucus et de cellules lymphatiques. Dans les mailles de la fibrine, on trouve de nombreuses petites cellules rondes et quelques polymorphonucléaires qui, après coloration, contiennent des streptocoques et des staphylocoques en culture presque pure.

Ces adhérences, aidées par l'angulation ou le spasme colique, peuvent déformer le côlon dans toutes sortes de formes, produisant des poches de différentes dimensions, ainsi que des constrictions capables de provoquer de graves étranglements. Case, qui a effectué un travail radiographique approfondi sur les anomalies et les maladies du côlon, fait autorité en affirmant que l'on peut déduire des travaux d'Eastman, de Hertzler et de Jackson, en particulier de ce dernier, le fait qu'il est possible que des adhérences coliques étendues existent à la suite d'une stase intestinale chronique, même lorsque nous ne sommes pas en mesure d'obtenir des antécédents indiquant l'existence d'une inflammation intestinale antérieure. L'idée que la catharsis draine le système n'est pas correcte. Le liquide est accéléré dans le canal alimentaire avant qu'il ne puisse être absorbé, ce qui prive l'organisme des fluides nécessaires. C'est pourquoi, après l'utilisation de cathartiques, nous constatons que la gravité spécifique de l'urine est élevée et qu'une quantité réduite est émise. L'irrigation du côlon en relation avec les cathartiques compensera cette condition, car une grande quantité de liquide est absorbée par cet organe à la suite de l'irrigation. Cela augmente le volume de l'urine, et l'augmentation du liquide peut être remarquée dans la circulation par la plénitude du pouls après les irrigations. Il n'y a probablement aucune partie du corps qui nécessite plus de soins et d'attention que le côlon, et il est tout aussi probable qu'aucune autre partie du corps n'a été aussi uniformément négligée. Qui plus est, des autorités très éminentes - la plus remarquable étant peut-être Sir Arbuthnot Lane - ont déclaré que le côlon était un organe superflu et dépassé, qui n'existe que pour causer des ennuis, et dont l'élimination totale de l'économie humaine ne peut qu'être bénéfique à celui qui le perd.

Une autre école d'étudiants en fonctions digestives, ayant soigneusement comparé les longueurs relatives des cônes de différents genres d'animaux, déclare maintenant que ceux des herbivores sont beaucoup plus longs que ceux des carnivores ; que le côlon humain est relativement aussi long que celui du cheval, et beaucoup plus long que celui du tigre du Bengale ; par conséquent, il est évident que l'homme est, ou devrait être, végétarien, et que s'il revenait à son régime naturel, tous ses problèmes de côlon prendraient rapidement fin.

Il reste cependant des personnes qui, après avoir accordé une attention considérable à la question, continuent de croire que le côlon peut être "réformé" et qu'avec des soins et un traitement appropriés, il peut retrouver son état initial d'innocuité et d'efficacité. Bien que de nombreuses maladies trouvent indubitablement leur origine dans le côlon, cela ne signifie pas qu'il s'agit d'un organe superflu, mais plutôt que nous l'avons mal utilisé et négligé, oubliant totalement sa très grande importance dans l'économie humaine. La production de poisons bactériens dans le tube digestif et leur absorption dans la circulation sanguine ou dans le système génito-urinaire sont à l'origine d'une longue série de maux. Si nous parvenons à trouver un moyen de vider cet incubateur

bactérien et de le maintenir ensuite à l'abri des infections,

nous aurons fait un grand pas vers la "réforme" du côlon.

Toute tentative de désobstruction de la partie inférieure

du canal digestif doit présupposer une connaissance

complète de l'anatomie et de la physiologie, non

seulement des parties directement concernées, mais aussi

de l'ensemble de la région abdominale. A ces

connaissances s'ajoute une compréhension approfondie

des réactions chimiques de toute solution ou autre

mesure thérapeutique à employer. Et même lorsque

toutes ces connaissances sont acquises, il faut encore

maîtriser la technique opératoire et acquérir une habileté

et une dextérité manuelle qui ne sont le fruit que d'une

expérience longue et variée. Mon but est maintenant de

décrire une technique d'irrigation du côlon conçue pour répondre aux besoins que j'ai décrits dans les paragraphes précédents, et d'expliquer les étapes par lesquelles le côlon - même lorsqu'il est gravement malade - peut être restauré dans sa fonction et sa vigueur naturelles. L'équipement que j'utilise depuis trois ans représente le développement progressif d'une très longue expérience, et son efficacité actuelle est le résultat de nombreuses expériences et tentatives pour résoudre un large éventail de problèmes.

Mon instrument le plus important est un tube cæcum de 50 pouces - 50 French - muni d'un embout pointu, en forme de coquillage. Cette pointe effilée, lorsqu'elle est introduite lentement dans le canal intestinal, glisse sur tous les plis qu'elle peut rencontrer, l'extrémité étant flexible afin de se plier aux angles aigus, tandis que le corps du tube, plus rigide, permet de soulever le côlon. Plusieurs autres tubes sont nécessaires, car nous devons avoir un petit et un grand, et ils doivent également être souples et flexibles pour préparer la voie au tube cæcum rigide. Le tube cæcum est rigide lorsqu'il est neuf, mais il s'assouplit à la stérilisation et, lorsqu'on en utilise un grand nombre, il devient très souple. L'irrigateur se compose d'une grue pivotante, d'un cadre conçu pour contenir trois réservoirs en verre (un de trois gallons et deux de deux quarts), un petit réservoir pour la solution antiseptique et un autre pour les cultures bactériennes. Chaque réservoir est équipé d'un couvercle et d'ampoules électriques pour maintenir la solution à une température fixe, et des thermomètres sont suspendus aux couvercles pour enregistrer la température de la solution au fond des réservoirs. Un tube de verre à quatre branches est relié par des tuyaux en caoutchouc à des robinets d'arrêt qui sont fixés aux trois réservoirs. Un long tube en caoutchouc communique avec la partie inférieure du tube en verre, qui est à son tour reliée à une vanne à trois voies. L'une des branches du robinet à trois voies est perpendiculaire et comporte deux pieds de tuyau en caoutchouc pour l'aspiration et le transport de l'écoulement dans une grande bouteille. L'autre branche, parallèle au patient, est munie d'un tourne-tube relié par un tuyau en caoutchouc à un tube de verre droit utilisé pour connecter le tube rectal. Il y a également un point d'observation où l'on peut surveiller le retour. Le robinet à trois voies repose sur un bras pliant fixé à une table d'opération spéciale munie d'une chasse d'eau et d'une cuvette en verre avec une lumière électrique pour faciliter l'inspection et la mesure de l'écoulement des intestins.

Après une expérience de plus de dix ans, j'ai constaté que

l'utilisation alternative de solutions fabriquées à partir de

l'eau de mer et de l'eau du robinet était un moyen

efficace d'améliorer la qualité de la vie.

par les formules suivantes sont les plus satisfaisantes :

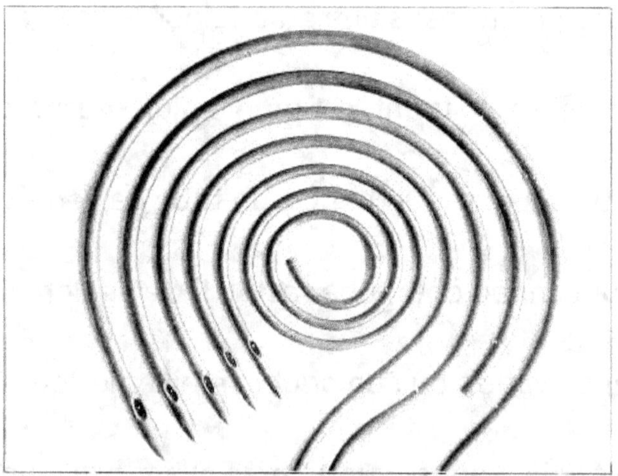

FIG. 12. Different sizes of rectum tubes. The upper instrument is called the *large rectum tube*; second, the *large colon tube*; third and fourth, *medium-sized rectum tubes*; fifth and smallest, the *forceps*. (Eighteen years of experimentation were required to perfect the shape of this point so that it could be readily passed into the rectum, and its production was only possible through the untiring assistance of Messrs. George Tiemann and Company, to whom I am much indebted.)

Premier jour :

Solution dans un réservoir de trois gallons

Chlorozène 0,05%, température 37°C.

Solution dans un petit réservoir

Collene 1 à 8 000, température 50°C.

Deuxième jour :

Solution dans un réservoir de trois gallons

Chlorozène 0,05

Solution dans un petit réservoir

Deux cuillères à café de la solution suivante dans un litre

d'eau :

Acide phosphorique à 85 % 3 drams

A. chlorhydrique (C. P.) 6 drams

Permanganate de potassium 1 drams

De l'eau distillée en quantité suffisante pour obtenir un

gallon.

Température 50°C.

Troisième jour :

Solution dans un réservoir de trois gallons

Chlorozène 0,05

Mélange : Carbonate de sodium, 1 pour 1 litre

Solution dans un petit réservoir

Chinosol 1-20 000

Mélange : Phosphate de sodium 2 onces

Température 50°C.

Si vous utilisez de l'essence de térébenthine, du kérosène ou toute autre substance huileuse, mélangez-les avec de l'ichtyol, qui forme une émulsion. En désolidarisant le tube rectal, on peut appliquer ce produit à l'aide d'une grosse seringue en caoutchouc dur. Une solution d'émétine (3 grains pour un litre) devrait être utilisée en alternance avec la quinine (100 grains pour un litre) lorsqu'il s'agit de détruire les parasites, y compris les amibes.

Il est impossible de décrire la position anatomique variable des différents défauts des organes viscéraux. Nous pouvons les énumérer dans le cadre de la coloptose : Gros cæcum flasque ; côlon ascendant dilaté ; côlon transverse atrophié ; redondance du côlon transverse ; côlon descendant avec sigmoïde provoquant une angulation retardatrice des flexions spléniques et hépatiques et du sigmoïde ; insuffisance iléo-cæcale ; atonie marquée ; dilatation de l'iléon terminal avec dilatation du duodénum et de l'estomac accompagnée d'une ptôse marquée.

Cette dernière condition peut exister avec ou sans adhérences externes, mais jamais sans une grande quantité d'excréments et de gaz. La flore s'associe à d'autres microbes putréfiants. La gastro-entéroptose exige un soulagement immédiat, qui peut être obtenu par l'utilisation habile de sondes rectales, de solutions antiseptiques et d'une culture virulente de B. acidophilus.

Lors du traitement de la gastro-entéroptose ou de la coloptose, placez le patient en position latérale gauche lorsque vous commencez l'irrigation. Ce n'est que lorsque le côlon est en transposition que vous commencez avec le patient couché sur le côté droit. Le tube rectal étant complètement rempli de la solution du grand réservoir, et en prenant bien soin d'expulser tout l'air, clamper le tube près de l'extrémité avec une pince éponge et laver le rectum avec une solution de soude salée et de chlorure de chaux. Lubrifiez le rectum et l'extrémité du tube avec de la vaseline stérile, insérez l'embout dans le rectum, retirez la pince et laissez couler de six à dix onces de solution dans le rectum ; appliquez le coupe-circuit et laissez le gaz et les matières fécales s'échapper ; répétez ce processus jusqu'à ce que le rectum soit nettoyé. Diluez l'intestin et commencez à avancer à tâtons avec la sonde. N'essayez jamais de faire avancer la sonde sans que l'eau ne coule. Que vous puissiez continuer ou non à ce stade, fermez l'écoulement et laissez le liquide s'échapper.

Dilatez à nouveau et cherchez une ouverture. De cette

manière, vous soulèverez les plis et dilaterez les angles

afin que la sonde puisse être avancée, car les résultats

dépendent du passage de l'instrument dans le cæcum.

Il y a parfois une grande quantité de résidus à retirer des

petites et grandes poches, et ces résidus peuvent même

contenir des graines de melon d'eau ou d'autres

substances similaires lorsque la saison est loin d'être

terminée. Dans un cas, un patient a été violemment

malade après avoir mangé un melon d'eau et s'est ensuite

privé de ce fruit. Huit mois plus tard, j'ai retiré des graines

de melon musqué d'une grande poche du côlon

transverse. La pression de l'eau projette l'intestin vers

l'avant et permet d'avancer le tube. Lorsque la solution

est siphonnée, l'intestin retombe sur la sonde. La solution doit à nouveau être mise en marche et la sonde doit être avancée au-delà de l'ancien pli. Ce n'est pas toujours le cas, mais c'est une situation courante en cas de ptose et lorsque de tels plis existent. Il est nécessaire d'apprendre à différencier les fèces et les intestins en sentant la sonde et en sachant si la sonde est droite, si elle tourne à l'angle, si elle fait une boucle dans l'intestin ou si elle passe par une angulose parallèle. Dans cette position courbée, la sonde pousse le côlon transverse vers le haut et place l'ensemble de l'organe dans une bonne position de drainage. Le passage d'une sonde rectale dans le côlon rompt les adhérences de la paroi intestinale et dilate les angles, détruisant même les adhérences externes à la surface de la lumière. La dilatation de l'intestin avec une solution en étirant la lumière aide grandement à rompre

les adhérences externes. Je n'ai jamais rencontré de
sténose intestinale, autre que celles produites par des
opérations chirurgicales ou des tumeurs malignes, qui
n'était pas due à une constriction causée par la
colonisation de bactéries putréfactives qui avaient produit
des spasmes ou des adhérences de la paroi intestinale.

La solution contenue dans le grand réservoir maintenu à
37°C. ne refroidit pas et n'excite pas l'action péristaltique,
ce qui est très utile pour nettoyer l'intestin. Le fait de
placer le tube pour l'application de la solution à haute
température dans le petit réservoir stimule la circulation
et l'action musculaire, et lorsqu'il est appliqué dans le
cæcum, il provoque une contraction et produit des
résultats marqués en provoquant de fortes ondes cæcales
qui transportent à la fois la solution et les résidus vers le

rectum. Le nettoyage du côlon s'effectue sans gêne pour le patient. La solution à 50°C a un effet nettoyant et tonique sur le côlon et distribue les antiseptiques sur toute la surface. C'est à ce stade du traitement que l'on obtient les résultats les plus marqués, car le drainage est établi et les ondes péristaltiques du canal alimentaire commencent à atteindre ses terminaisons, le cæcum et le rectum, induisant l'action des organes sécrétoires.

Les pilules cathartiques composées, une ou plusieurs par jour, alternées si nécessaire avec de l'huile de ricin 1,5 once, du menthol 3 grains, de la teinture d'iode 10 minimes, mélangés, s'avèreront un auxiliaire utile.

Après dix jours ou deux semaines de traitement quotidien, on peut s'attendre à un assez bon état des intestins, favorable à l'implantation de B. acidophilus. Je n'ai obtenu de bons résultats de ces implantations que lorsque les intestins étaient préalablement préparés avec des antiseptiques. Après la préparation, la valeur thérapeutique de B. acidophilus est très grande en apaisant l'inflammation, en éliminant de grandes quantités de résidus constitués de sécrétions organiques et de muqueuses intestinales. La couleur des selles change en jaune et l'odeur devient moins désagréable. En suivant ce régime, vous constaterez que non seulement la couleur et l'odeur des matières fécales changent, mais que l'efficacité de la digestion augmente. Lorsque le régime alimentaire est bien réglé, il n'y a plus de particules d'aliments non digérés. Les aliments ont été si bien digérés qu'ils forment une solution parfaite lorsqu'ils sont mélangés à de l'eau. Il ne fait aucun doute que cela est dû indirectement au changement de flore. Le B. acidophilus n'est pas inflammatoire et n'a pas non plus de qualités combatives capables de détruire la croissance d'autres organismes. Son action dans le canal alimentaire est neutre, ce qui permet aux forces combatives du corps d'agir sur les bactéries infectieuses.

Après le traitement antiseptique quotidien de l'intestin, des pilules de calomel ou de cathartique composé sont administrées le soir avec une bouteille de citrate de magnésie le matin, et le patient reçoit une irrigation d'eau stérile à 36°C. provenant du grand réservoir et atteignant le cæcum si possible. L'eau est ensuite coupée et le drainage autorisé, après quoi une solution de 10 onces de dextrose ou de lactose contenant environ 4 à 6 milliards de B. acidophilus à 50°C. est introduite dans le cæcum à partir du petit réservoir. Le tube est retiré vers le rectum et de l'eau stérile provenant du grand réservoir est appliquée jusqu'à ce que le patient se plaigne d'inconfort. Pour vérifier les ondes péristaltiques du cæcum, on laisse le patient expulser le liquide injecté. Une fois l'intestin calmé, administrer une plante rectale de quatre onces de la même quantité de bactéries, à la même température que la plante du cæcum, en plaçant le patient pendant vingt minutes sur le côté droit. Cette plante doit être conservée. L'irrigation et l'implantation doivent être poursuivies pendant trois jours consécutifs, puis tous les deux jours pendant au moins dix implantations, puis deux fois par semaine pendant dix implantations, puis une fois par semaine si nécessaire par la suite. Le patient ne doit ressentir aucun choc ni aucune faiblesse pendant le traitement, si ce n'est l'effet psychologique. Il y a parfois un état de détente et de repos, mais les organes vitaux,

en particulier le cœur, sont stimulés. Il faut faire preuve

de prudence et de discernement dans l'application de

solutions chaudes ou d'ichtyol dans les cas de sclérose

artérielle, de lésions cérébrales ou d'insuffisance

cardiaque, car il ne faut pas oublier que ce traitement est

stimulant.

Rapports de cas.

I. Cas du Dr W. H. Tompkins. Mme W. L. B., cinquante ans,

examinée le 22 juin 1921. Se plaint d'épuisement,

d'indigestion et de constipation. L'estomac était ptosé, la

plus grande courbure se situant à deux pouces sous

l'ombilic ; le côlon présentait une ptose marquée, avec

une grande flèche dans le transverse et le sigmoïde, et

était également anguleux au niveau de la flexion splénique. Le cæcum était large et l'iléon terminal, qui était dilaté, présentait un péristaltisme inversé. L'ensemble du côlon était nettement atone. Rétroversion de l'utérus. L'examen de la flore intestinale a révélé un grand nombre de B. aerogenes capsulatus, de streptocoques, de staphylocoques et de B. coli. A partir du 22 juin 1921, douze traitements avec des solutions antiseptiques et vingt implantations ont été effectués selon la méthode Shellberg, sur une période de trois mois et demi. Au terme de cette période, la flore colique ne présentait plus de streptocoques, et les staphylocoques, aërogenes capsulatus et bacilles du côlon étaient réduits en nombre, tandis que B. acidophilus se développait bien. Le 1er mars 1922 - après une absence au Canada - des cultures du côlon ont montré une croissance considérable d'acidophilus, quelques bacilles du côlon et staphylocoques, et un peu de B. aëro- genes capsulatus. La constipation est pratiquement absente ; le drainage colique est bon. L'examen physique effectué à ce moment-là, après une irrigation, a montré un excellent état général. La poche du côlon transverse avait presque disparu, et la traction des ligaments ronds avait tiré l'utérus vers le haut et tous les autres organes affaissés avaient été pratiquement ramenés à leur position normale.

II. Cas du Dr A. J. Walscheid. J. W., âgé de cinquante-sept ans. Le patient était émacié et épuisé et son histoire présentait un tableau typique de neurasthénie. Il était constipé depuis des années, mais jusqu'à il y a six ans, il n'avait pas de symptômes gastriques marqués. Depuis lors, il a eu des éructations gastriques, du météorisme, des

flatulences, des borborygmes et des troubles de la

digestion. Comme ses dents étaient en mauvais état, une

autointoxication d'origine buccale a naturellement été

suggérée. L'analyse d'urine a montré une perturbation

marquée du métabolisme induite par un manque de

concentration urinaire en raison de l'anémie et de la

toxémie. La gastroptose était présente avec une ptose

décidée du côlon et une valve iléo-cæcale perméable.

Diagnostic. Colite chronique ; autointoxication avec

neurasthénie ; gastro-entéroptose. Après irrigation du

côlon par la méthode de Shellberg, l'état a été rapporté

comme suit : Gastro-entéroptose avec stase sanguine due

à l'an- gulation du côlon. Le sigmoïde s'est ouvert sous la

crête iliaque ; forte angulation de la flexion splénique ;

dilatation marquée du côlon transverse, avec angulation

de la flexion hépatique ; cæcum large et flatulent ; atonie marquée. L'iléon terminal a été dilaté et une grande quantité de matières fécales retenues a été retirée du sigmoïde. L'angle de la flexion splénique a également été dilaté et le tube est passé dans le côlon transverse, d'où des masses de matières fécales contenant des caillots de sang occulte ont été retirées. L'examen de la flore intestinale, le 31 janvier 1922, montre de nombreux staphylocoques et quelques streptocoques, des bacilles du colon, B. aërogenes capsulatus et des bacilles à Gram positif. Vingt traitements par la méthode Shellberg ont été donnés, complétés par une médication composée d'extrait suprarénal et de thyroïde à la lécithine. Le 28 février, la digestion était bonne, le météorisme et le borborygme avaient disparu, les flatulences se produisaient rarement ; l'état général s'était beaucoup amélioré, "beaucoup de peps". Shellberg a signalé un bon drainage du côlon, et le côlon transverse s'est contracté et soulevé de trois pouces. L'angulose a disparu. Une grande quantité d'enveloppe intestinale a été enlevée pendant les traitements. Le 10 mars 1922, l'état général est excellent ; le souffle cardiaque anémique a disparu et le patient a pris dix livres de plus depuis le début du traitement. Les médicaments ont été arrêtés, mais les irrigations du côlon ont été poursuivies, avec des implantations d'acidophilus une fois par semaine, complétées par de l'acidophilus pris par la bouche. Un cas typique de gastro-entéroptose avec cachexie, qui cède facilement à un traitement approprié.

RÉFÉRENCES.

Case, J. T. : Examen radiographique du côlon. Surg., Gynec. et Obst. 19:581, 1914. Gant, S. G. : Constipation, Obstipation et Stase intestinale. 2e éd. W. B. Saunders, 1916. Harley, V., et Goodbody, F. W. : The Chemical Investigation of Gastric and Intestinal Diseases. E. Arnold, 1906. Hurst, A. H. : Constipation et troubles intestinaux apparentés. 2e éd. H. Fronde, 1919. Kellogg, J. H. : Hygiène du côlon. Good Health Pub. Co. 1916. Kendall, A. I. : Bactériologie ; générale, pathologique et intestinale. 2e éd. Lea et Febiger, 1921. Lynch, J. M. : Maladies du rectum et du côlon. Lea et Febiger, 1914. Pfahler, G. E. : Adhésions et constrictions de l'intestin ; leur démonstration et leur signification clinique. J. A. M. A., 59:1770 ; 16 novembre 1912.

Chiffres :

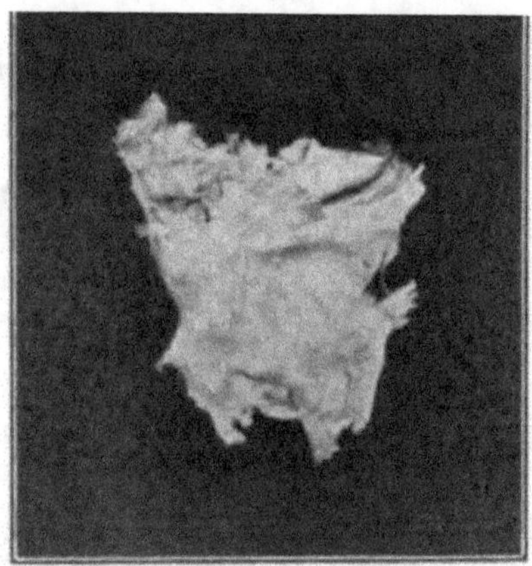

Fig. 1. Membranous mass removed from a diverticulum showing a heavy growth of staphylococci. Patient suffering from coloptosis. Large dilated cecum. This patient was treated for ten years for dermatitis herpetiformis involving the entire body, the symptoms of which have now entirely disappeared.

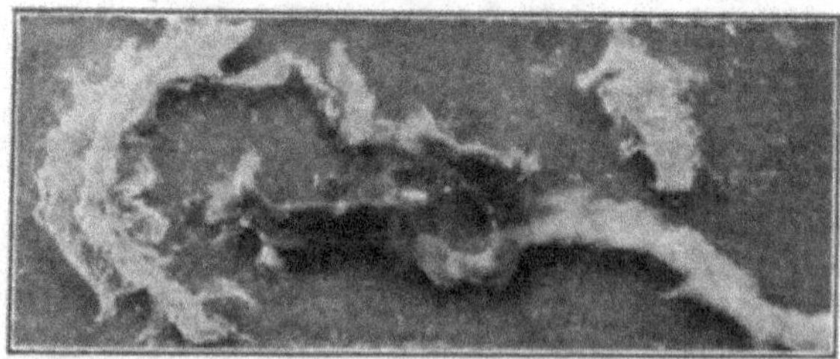

Fig. 2. Intestinal interlining adhesions removed from an angulosis in the sigmoid following the clean-up treatment and implantation of *B. acidophilus*. The specimen shows decomposition. The intestinal flora are staphylococcus, streptococcus and *B. coli*.

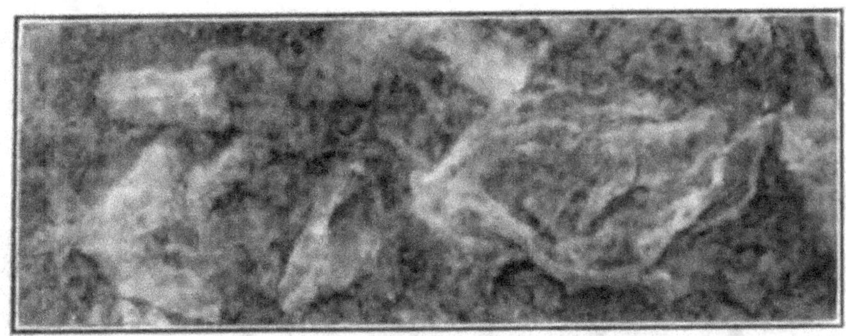

FIG. 3. Membrane and feces removed from a large pocket in the transverse colon following ten treatments including the application of ichthyol.

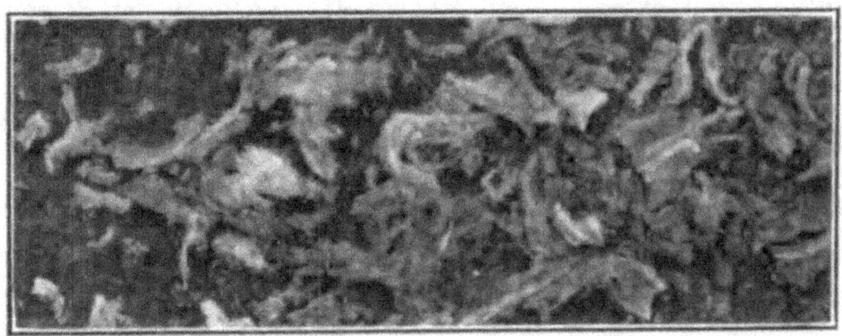

FIG. 4. Specimen removed from same patient following the fourth plant of *B. acidophilus*. Note the breaking down of the membrane.

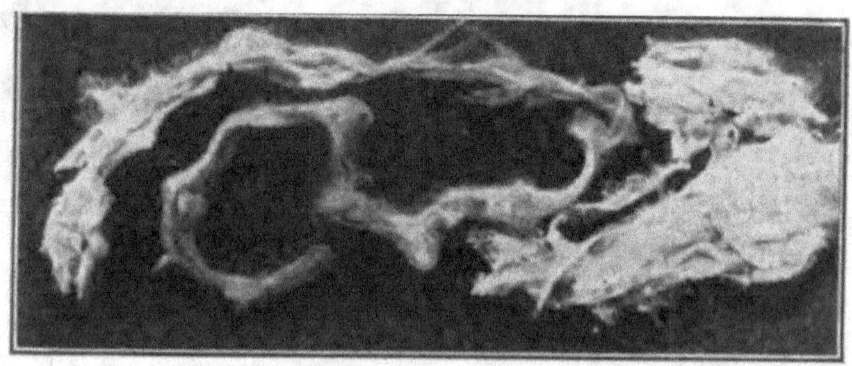

Fig. 5. Intestinal interlining adhesions causing a partial constriction removed from a fold in the sigmoid following clean-up and the fourth implantation of *B. acidophilus* in a patient suffering from coloptosis.

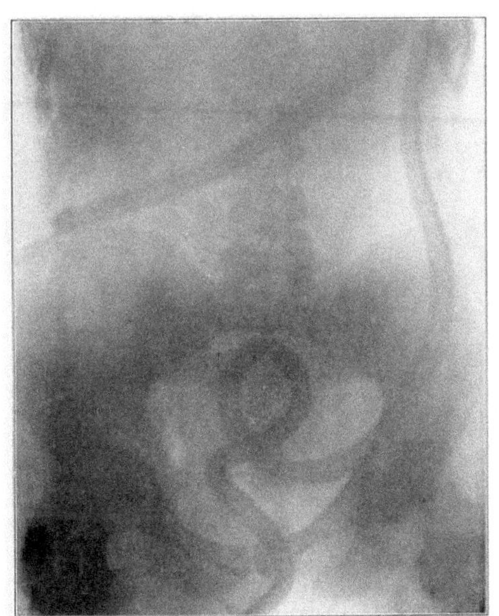